AF465698

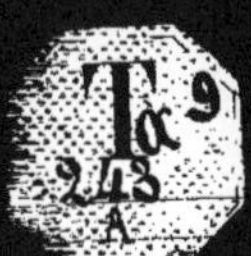

TRAITÉ
D'ANATOMIE
DESCRIPTIVE

RÉDIGÉ

D'APRÈS L'ORDRE ADOPTÉ A LA FACULTÉ DE MÉDECINE DE PARIS.

PAR

M. HIPPOLYTE CLOQUET.

SYNDESMOLOGIE.

Sept Planches.

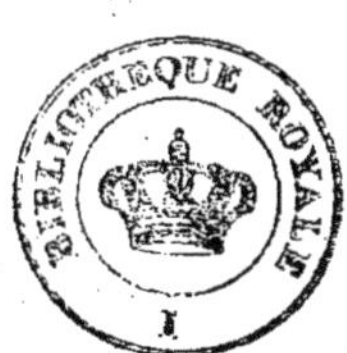

PARIS,
LIBRAIRIE MÉDICALE DE FORTIN, MASSON ET Cie,
SUCCESSEURS DE CROCHARD,
1, PLACE DE L'ÉCOLE DE MÉDECINE.

1841

ANATOMIE DESCRIPTIVE.

EXPLICATION DES PLANCHES.

SYNDESMOLOGIE.

PLANCHE I.

A.— *Articulations de la tête.*

Fig. 1. Articulation temporo-maxillaire gauche, vue par sa face externe.

a. Ligament latéral externe. — *b.* Branche de la mâchoire inférieure. — *c.* Apophyse zygomatique. — *d.* Apophyse styloïde du temporal, et ligament stylo-maxillaire. — *e.* Conduit auditif externe. — *f.* Apophyse mastoïde.

Fig. 2. Même articulation, vue par sa face interne.

a. Ligament latéral interne. — *b.* Ligament stylo-maxillaire. — *c.* Face interne de la branche de la mâchoire inférieure. — *d.* Apophyse ptérygoïde. — *e.* Sinus sphénoïdal. — *f.* Coupe verticale de l'apophyse basilaire. — *g.* Apophyse mastoïde.

Fig. 3. 4. 5. Fibro-cartilages inter-articulaires vus sur diverses faces.

Fig. 6. — *a.* Trou du fibro-cartilage inter-articulaire qui fait communiquer entre elles les deux cavités de la synoviale.

Fig. 7. Coupe verticale de l'articulation temporo-maxillaire.

a. Condyle de l'os maxillaire inférieur. — *b.* Apophyse coronoïde du même os. — *c. c.* Fibro-cartilage inter-articulaire. — *d* et *e.* Double cavité de la membrane synoviale. — *f.* Apophyse ptérygoïde. — *g.* Apophyse zygomatique. — *h.* Apophyse styloïde. — *i.* Trou auditif externe.

B.— *Articulations du rachis.*

Fig. 8. Articulations occipito-atloïdienne et atloïdo-axoïdienne, vues par leur face antérieure.

a. Apophyse basilaire de l'occipital coupée verticalement. — *b. b.* Masses latérales de l'atlas, réunies par l'arc antérieur de cette vertèbre. — *c. c.* Corps de l'axis. — *d. d.* Corps de la troisième vertèbre cervicale. — *e.* Faisceau antérieur du ligament occipito-atloïdien antérieur. — *f. f.* Faisceaux latéraux du même ligament qui passent au-devant de la membrane synoviale de l'articulation des condyles de l'occipital avec les apophyses articulaires de l'atlas. — *g.* Partie latérale des ligamens atloïdo-axoïdiens antérieurs. — *h.* Synoviale de l'articulation de la première vertèbre avec la seconde. — *i.* Partie moyenne du ligament atloïdo-axoïdien antérieur. — *j.* Commencement du grand ligament vertébral commun antérieur.

Fig. 9. Articulation occipito-axoïdienne ouverte en arrière par une coupe verticale.

a. Apophyse basilaire de l'occipital. — *b. b.* Trous condyliens antérieurs. — *c. c.* Masses latérales de l'atlas. — *d. d.* Face postérieure du corps de l'axis — *e. e.* Face postérieure du corps de la deuxième vertèbre du cou. — *f.* Ligament occipito-axoïdien. — *g.* Continuation de ce ligament avec le ligament vertébral commun postérieur. — *h. h.* Insertion des ligamens odontoïdiens. — *i. i.* Extrémités du ligament transverse de l'atlas. — *j. j.* Articulations des masses latérales de l'atlas avec les surfaces articulaires supérieures de l'axis.

Fig. 10. Articulations occipito-atloïdienne et atloïdo-axoïdienne, vues par leur face postérieure.

a. a. Face externe de la portion squameuse de l'occipital. — *b. b.* Arc postérieur de l'atlas. — *c. c.* Lames de l'atlas. — *d. d.* Lames de la troisième vertèbre cervicale. — *e.* Tubercule de l'arc postérieur de l'atlas. — *f.* Apophyse épineuse de l'axis. — *g.* Apophyse épineuse de la troisième cervicale. — *h.* Ligament occipito-atloïdien postérieur. — *i. i.* Ouvertures du même ligament, par lesquelles passe l'artère vertébrale. — *j.* Ligament atloïdo-axoïdien postérieur. — *k.* Ouvertures latérales de ce ligament. — *l.* Premier ligament jaune.

Fig. 11. Articulations occipito-atloïdienne et atloïdo-axoïdienne, vues par leur face postérieure, le ligament occipito-axoïdien ayant été enlevé.

a. Extrémité supérieure du ligament occipito-axoïdien qui se fixe à la gouttière basilaire. — *b.* Autre extrémité du même ligament. — *c.* Ligament occipito-atloïdien antérieur, vu par sa face postérieure. — *d.* Apophyse odontoïde. — *e. e.* Ligamens odontoïdiens. — *f.* Ligament transverse. — *g. g.* Masses latérales de l'atlas. — *h. h.* Face postérieure du corps de l'axis. — *i. i.* Articulation des masses latérales de l'atlas avec les surfaces articulaires de l'axis.

Fig. 12. La vertèbre atlas avec son ligament transverse.

a. Tubercule de l'arc antérieur de l'atlas. — *b.* Tubercule de l'arc postérieur du même os. — *c.* Trou vertébral. — *d.* Trou dans lequel est reçue l'apophyse odontoïde de l'axis. — *e.* Ligament transverse. — *f. f.* Masses latérales de l'atlas.

Fig. 13. Coupe verticale sur la ligne médiane de l'occipital, des deux premières vertèbres et des ligamens qui les unissent.

a. Apophyse basilaire de l'occipital. — *b.* Coupe de l'apophyse odontoïde. — *c.* Coupe de l'arc antérieur de l'atlas. — *d.* Coupe du corps de la troisième vertèbre cervicale. — *e.* Ligament occipito-atloïdien antérieur. — *f.* Ligament odontoïdien. — *g.* Ligament transverse. — *h.* Cavité synoviale antérieure de l'apophyse odontoïde. — *i.* Cavité synoviale postérieure de la même apophyse. — *j.* Ligament occipito-atloïdien postérieur. — *k.* Trou de ce ligament. — *l.* Ligament atloïdo-axoïdien postérieur. — *m.* Trou de ce ligament. — *n.* Premier ligament jaune.

PLANCHE II.

Fig. 1. Colonne vertébrale d'un adulte vue, par sa face antérieure.

a. a. a. Grand ligament vertébral commun antérieur. — *b.* Ligament sacro-coccygien antérieur. — *c. c.* Articulation sacro-vertébrale. — *d. d.* Articulation sacro-coccygienne. — *e. e. e.* Fibro-cartilages inter-vertébraux.

Fig. 2. La même colonne vue de profil par le côté gauche.

a. a. a. Ligament vertébral commun antérieur. — *b. b. b.* Ligamens sur-épineux-dorso-lombaires. — *c. c. c.* Ligamens inter-épineux-dorsaux. — *d. d. d.* Ligamens inter-épineux-lombaires. — *e.* Face latérale du sacrum. — *f.* Bord latéral gauche du coccyx.

Fig. 3. Portion de la région dorsale de la colonne vertébrale, vue en arrière. On a enlevé les lames et les apophyses des vertèbres, pour montrer le ligament vertébral commun postérieur.

a. Renflement moyen d'un fibro-cartilage inter-vertébral coupé transversalement. — *b. b. b.* Coupe de la masse apophysaire des vertèbres. — *c. c. c.* Fibro-cartilages vertébraux vus par leurs bords postérieurs. — *d. d.* Ligament vertébral commun postérieur, retréci au niveau du corps des vertèbres et élargi au niveau des fibro-cartilages inter-vertébraux.

Fig. 4. Trois vertèbres lombaires réunies par leurs ligamens et vues de face.

a. a. Apophyses articulaires supérieures de la première vertèbre des lombes. — *b. b.* Ses apophyses transverses. — *c. c.* Son corps. — *d. d.* Corps de la deuxième vertèbre. — *e. e.* Ses apophyses transverses. — *f. f.* Corps de la troisième vertèbre. — *g. g.* Ses apophyses transverses. — *h. h.* Portion du ligament vertébral commun antérieur. — *i.* Fibro-cartilage de la première vertèbre coupé transversalement. — *j. j.* Fibro-cartilages des deux autres vertèbres intacts.

Fig. 5. Vertèbre lombaire dont le corps est encore recouvert de son fibro-cartilage coupé transversalement.

a. Disposition circulaire du faisceau fibreux du cartilage inter-vertébral. — *b.* Substance pulpeuse qui existe à son centre. — *c.* Canal vertébral. — *d.* Apophyse épineuse. — *e. e.* Apophyses transverses. — *f. f.* Apophyses articulaires.

Fig. 6. Fibro-cartilage intermédiaire à deux vertèbres lombaires, préparé par macération, afin de rendre plus évident l'entrecroisement des faisceaux fibreux qui le forment.

a. Coupe du corps de la vertèbre supérieure. — *b.* Corps de la vertèbre inférieure. — *c. c.* Apophyses transverses. — *d. d. d.* Faisceaux superficiels des fibro-cartilages. — *e. e.* Faisceaux profonds du même cartilage.

Fig. 7. Les lames des vertèbres avec les ligamens jaunes, vues par leur face antérieure.

a. a. a. Lames des vertèbres. — *b. b. b.* Apophyses transverses. — *c. c. c.* Coupe des lames des vertèbres. — *d. d. d.* Apophyses articulaires. — *e. e.* Ligamens jaunes.

Fig. 8. Portion de la région dorsale du rachis avec ses ligamens, vue du côté droit.

a. a. a. a. Corps des vertèbres. — *b. b.* Portion du ligament vertébral commun antérieur. — *c. c. c.* Facettes latérales que présente le corps des vertèbres pour l'articulation des côtes. — *d. d. d.* Portion du fibro-cartilage inter-vertébral qui complète la facette articulaire. — *e. e.* Apophyses épineuses des vertèbres. — *f. f.* Ligament sur-épineux du dos. — *g. g. g.* Ligamens inter-épineux. — *h. h. h.* Portions des ligamens rayonnés des côtes. — *i.* Intérieur du canal vertébral.

PLANCHE III.

C. — *Articulations du thorax.*

Fig. 1. Articulations de deux côtes avec la colonne vertébrale, vues de profil (côté droit).

a. b. c. d. Corps des quatrième, cinquième, sixième, septième et huitième côtes. — *e. e.* Ligament vertébral commun antérieur. — *f. f.* Facettes articulaires des vertèbres, pour l'articulation de la tête des côtes. — *g. g.* Facette articulaire de l'apophyse transverse. — *h. h.* Cinquième et sixième côtes. — *i. i. i.* Ligament rayonné des côtes, formé de trois faisceaux de fibres, l'un implanté à la vertèbre supérieure, l'autre à la vertèbre inférieure, le troisième au fibro-cartilage inter-vertébrale. — *j. j.* Ligament costo-transversaire inférieur. — *k.* Ligament sur-épineux.

Fig. 2. Section d'une côte et des deux vertèbres avec lesquelles elle s'articule, pour montrer le ligament inter-articulaire et les deux cavités synoviales.

a. Vertèbre supérieure. — *b.* Vertèbre inférieure. — *c.* Fibro-cartilage qui les réunit. — *d.* Corps de la côte. — *e.* Extrémité interne de la côte sciée. — *f.* Apophyse épineuse de la vertèbre inférieure. — *g.* Apophyse articulaire inférieure de la même vertèbre. — *h.* Portion du ligament vertébral commun antérieur. — *i.* Membrane synoviale supérieure. — *j.* Membrane synoviale inférieure. — *k.* Ligament inter-articulaire.

Fig. 3. Articulation de deux côtes droites avec les vertèbres correspondantes, vues par leur face postérieure, et montrant les ligamens costo-transversaires postérieurs et costo-transversaires inférieurs.

a. Lame droite de la vertèbre supérieure. — *b.* Lame droite de la vertèbre inférieure. — *c.* Face postérieure de la côte supérieure. — *d.* Face postérieure de la côte inférieure. — *e.* Apophyse transverse de la vertèbre supérieure. — *f.* Apophyse transverse de la vertèbre inférieure. — *g.* Facette articulaire supérieure de la vertèbre supérieure. — *h.* Portion du ligament sur-épineux. — *i.* Ligament costo-transversaire postérieur. — *j.* Ligament costo-transversaire inférieur. — *k.* Portion d'un autre ligament de même nom.

Fig. 4. — Coupe horizontale de la vertèbre et de la côte qui lui correspond, de manière à faire voir le ligament costo-transversaire moyen.

a. Corps de la vertèbre. — *b.* Apophyse épineuse. — *c.* Coupe de l'apophyse transverse de la vertèbre. — *d.* Côte. — *e.* Tête de la côte. — *f.* Portion du ligament costo-transversaire postérieur. — *g.* Ligament costo-transversaire moyen.

Fig. 5. Articulation des sept premières côtes gauches avec le sternum, au moyen de leur cartilage de prolongement. Articulation des derniers cartilages entre eux.

a. a. Face antérieure du sternum. — *b.* Cartilage de prolongement de la première côte. — *c.* Cartilage de la deuxième côte. — *d. Id.* de la troisième. — *e. Id.* de la quatrième. — *f. Id.* de la cinquième. — *g. Id.* de la sixième. — *h. Id.* de la septième. — *i. Id.* de la huitième. — *j. Id.* de la dixième. — *k.* Facette du sternum qui reçoit le cartilage de la première côte. — *l.* Facette du cartilage de la deuxième. — *m. Id.* de la troisième. — *n. Id.* de la quatrième. — *o. Id* de la cinquième. — *p. Id.* de la sixième. — *q. Id.* de la septième. — *r. r. r. r. r.* Ligamens antérieurs qui unissent les cartilages au corps du sternum. — *s.* Ligament costo-xiphoïdien. — *t.* Ligament qui unit le cartilage de la sixième côte à celui de la septième. — *u.* Ligament qui unit le cartilage de la septième côte à celui de la huitième.

Fig. 6. Ligament postérieur qui unit le sternum aux cartilages de prolongement des côtes.

a. Face postérieure du sternum, revêtue d'un trousseau fibreux. — *b.* Facette qui reçoit le cartilage de la côte, du côté opposé. — *c.* Cartilage de prolongement de la côte. — *d.* Ligament postérieur.

Fig. 7. Articulation de l'extrémité interne d'une côte, avec son cartilage de prolongement.

a. Côte sciée. — *b.* Cartilage de prolongement. — *c.* Extrémité externe de ce cartilage, reçue dans l'excavation de la côte. — *d.* Extrémité interne du même cartilage qui s'articule avec le sternum.

D. — *Articulations du bassin.*

Fig. 8. Bassin de femme avec ses ligamens, vu par sa face postérieure.

a. a. Face postérieure du sacrum. — *b.* Dernière vertèbre lombaire. — *c.* Terminaison du ligament sur-épineux. — *d.* Coccyx et ligament sacro-coccygien. — *e.* Fosse iliaque externe. — *f.* Tubérosité de l'ischion. — *g.* Ligament iléo-lombaire. — *h.* Ligament sacro-vertébral. — *i. i. i.* Ligamens sacro-iliaques postérieurs. — *j.* Ligament sacro-épineux. — *k. k. k.* Grand ligament sacro-sciatique. — *l.* Grande échancrure sciatique. — *m.* Petite échancrure sciatique. — *n.* Épine sciatique. — *o.* Partie postérieure de la cavité cotyloïde.

Fig. 9. Même bassin vu par sa face antérieure.

a. Dernière vertèbre lombaire. — *b.* Face antérieure du sacrum, revêtue de l'extrémité inférieure du ligament vertébral commun antérieur. — *c.* Fosse iliaque interne. — *d.* Cavité cotyloïde et bourrelet cotyloïdien. — *e.* Tubérosité de l'ischion. — *f.* Symphyse pubienne. — *g.* Ligament sous-pubien. — *h.* Membrane obturatrice. — *i.* Ligament iléo-lombaire. — *j.* Ligament sacro-vertébral. — *k.* Coccyx et ligament sacro-coccygien antérieur.

Fig. 10. Moitié gauche du bassin, vue par sa face externe.

a. Fosse iliaque externe. — *b.* Cavité cotyloïde. — *c.* Tubérosité de l'ischion. — *d.* Crête médiane du sacrum, revêtue du ligament sur-épineux. — *e.* Coccyx. — *f. f.* Grand ligament sacro-sciatique. — *g. g.* Petit ligament sacro-sciatique. — *h.* Grand trou sciatique. — *i.* Petit trou sciatique. — *j.* Ligament sacro-épineux. — *k. k. k.* Trous sacrés postérieurs.

Fig. 11. Moitié gauche du bassin, vue par sa face interne.

a. Fosse iliaque interne. — *b.* Symphyse pubienne. — *c.* Canal sacré. — *d.* Coupe verticale de la cinquième vertèbre des lombes. — *e.* Membrane obturatrice. — *f.* Petit ligament sacros-ciatique. — *g. g.* Grand ligament sacro-sciatique. — *h.* Épine sciatique. — *i.* Coccyx. — *j.* Ischion. — *k. k. k.* Trous sacrés antérieurs.

PLANCHE IV.

E. — *Articulations du membre supérieur.*

Fig. 1. Articulation sterno-claviculaire, vue par sa face antérieure.

a. Portion de la face antérieure du sternum. — *b. b.* Cartilage de la première côte. — *c. c.* Portion de la première côte. — *d. d.* Portion de la clavicule. — *e.* Ligament inter-claviculaire. — *f. f.* Ligament sterno-claviculaire antérieur. — *g. g.* Ligament costo-claviculaire.

Fig. 2. Même articulation vue par sa face postérieure.

a. Portion du sternum. — *b.* Cartilage de prolongement de la première côte. — *c.* Portion de la première côte. — *d.* Face postérieure de la clavicule. — *e.* Portion du ligament inter-claviculaire. — *f.* Ligament sterno-claviculaire postérieur. — *g.* Ligament costo-claviculaire.

Fig. 3. La même articulation, ouverte par suite de la section de ses ligamens antérieur et postérieur.

a. Portion du sternum. — *b.* Cartilage de prolongement de la première côte. — *c.* Première côte. — *d.* Clavicule sciée. — *e.* Fibro-cartilage inter-articulaire. — *f.* Surface articulaire de la clavicule. — *g.* Surface articulaire du sternum avec son cartilage d'incrustation.

Fig. 4. Articulation acromio-claviculaire vue par sa face inférieure.

a. Face inférieure de l'apophyse acromion. — *b.* Même face de l'extrémité externe de la clavicule. — *c.* Ligament acromio-claviculaire inférieur.

Fig. 5. Articulations scapulo-claviculaire et scapulo-humérale, vues par leur face antérieure (côté gauche).

a. Bord supérieur du scapulum et insertion du ligament coracoïdien. — *b.* Apophyse coracoïde. — *c*. Apophyse acromion. — *d*. Portion de clavicule. — *e*. Ligament acromio-claviculaire supérieur. — *f*. Ligament coraco-claviculaire. — *g*. Ligament acromio-coracoïdien. — *h*. Ligament capsulaire. — *i*. Tendon du biceps. — *j*. Insertion du ligament capsulaire au col de l'humérus. — *k*. Ligament coraco-huméral. — *l*. Portion du corps de l'humérus.

Fig. 6. Articulation scapulo-humérale fendue verticalement, de manière à faire voir son intérieur.

a. Portion de la fosse sous-scapulaire. — *b*. Coupe de l'angle supérieur externe du scapulum. — *c*. *c*. Ligament glénoïdien. — *d*. Moitié de la cavité glénoïde. — *e*. Coupe de la tête de l'humérus. — *f*. Cartilage d'incrustation de cette tête. — *g*. *g*. Cavité de la synoviale. — *h*. Tendon du biceps. — *i*. Cul-de-sac que forme la membrane synoviale en se portant de la coulisse bicipitale sur le tendon qu'elle entoure. — *j*. Moitié supérieure du ligament capsulaire. — *h*. Moitié inférieure du même ligament. — *l*. Corps de l'humérus.

Fig. 7. Cavité glénoïde de l'humérus et ligament glénoïdien.

a. Cavité glénoïde revêtue de son cartilage d'incrustation. — *b*. *b*. Ligament glénoïdien. — *c*. Tendon du biceps qui se continue avec le ligament glénoïdien. — *d*. Coupe de l'apophyse acromion. — *e*. Coupe de l'apophyse coracoïde. — *f*. Épine du scapulum.

Fig. 8. Articulations huméro-cubitale, radio-cubitale et radio-carpienne, vues par leur face antérieure (côté droit).

a. Extrémité inférieure de l'humérus. — *b*. Condyle interne. — *c*. Condyle externe. — *d*. Face antérieure du radius. — *e*. Tubérosité bicipitale de cet os. — *f*. Face antérieure du cubitus. — *g*. Ligament antérieur de l'articulation huméro-cubitale. — *h*. Ligament annulaire de l'articulation radio-cubitale supérieure. — *i*. Ligament latéral externe de l'articulation du coude. — *j*. Ligament latéral interne de la même articulation. — *k*. *k*. Ligament rond. — *l*. *l*. Ligament inter-osseux. — *m*. Ligament antérieur de l'articulation radio-carpienne. — *n*. Ligament latéral interne de la même articulation. — *o*. Ligament latéral externe de la même articulation. — *p*. Le trapèze. — *q*. Le trapézoïde. — *r*. Le grand os. — *s*. L'os crochu.

Fig. 9. Mêmes articulations vues par leur face postérieure.

a. Extrémité inférieure de l'humérus. — *b*. Condyle externe. — *c*. Condyle interne. — *d*. Apophyse olécrâne du cubitus. — *e*. Face postérieure à cet os. — *f*. Face postérieure du radius. — *g*. Ligament postérieur de l'articulation huméro-cubitale. — *h*. Ligament latéral interne de la même articulation. — *i*. Ligament latéral externe. — *j*. *j*. Ligament inter-osseux. — *k*. Ligament postérieur de l'articulation radio-carpienne. — *l*. Apophyse styloïde du radius et ligament latéral externe de l'articulation du poignet. — *m*. Ligament latéral interne. — *n*. Trapèze. — *o*. Trapézoïde. — *p*. Grand os. — *q*. Os crochu.

Fig. 10. Extrémités inférieures du radius et du cubitus, réunies par le fibro-cartilage, vues en dessous.

a. Apophyse styloïde du cubitus. — *b*. Surface articulaire du radius revêtue de son cartilage d'incrustation. — *c*. Fibro-cartilage inter-articulaire.

Fig. 11. Le Carpe vu par sa partie supérieure.

a. Scaphoïde. — *b*. Le semi-lunaire. — *c*. Le pyramidal. — *d*. Le pisiforme. — *e*. Le trapèze. *f*. Le trapézoïde. — *g*. Le grand os. — *h*. L'os crochu.

Fig. 12. Coupe verticale des articulations des os du carpe entre eux, et des articulations des os du carpe avec ceux du métacarpe.

a. Scaphoïde. — *b*. Semi-lunaire. — *c*. Pyramidal. — *d*. Pisiforme. — *e*. Trapèze. — *f*. Trapézoïde. — *g*. Grand os. — *h*. Os crochu. — *i*. 1er métacarpien. — *j*. 2e métacarpien. — *k*. 3e métacarpien. — *l*. 4e métacarpien. — *m*. 5e métacarpien.

PLANCHE V.

Fig. 1. Articulation huméro-cubitale vue par sa partie interne.

a. Extrémité inférieure de l'humérus. — *b*. Corps du cubitus. — *c*. Corps du radius. — *d*. Ligament rond. — *e*. Condyle interne de l'humérus. — *f*. Apophyse olécrâne. — *g*. Apophyse coronoïde du cubitus. — *h*. Ligament latéral interne de l'articulation du coude.

Fig. 2. Même articulation vue par sa partie externe.

a. Extrémité inférieure de l'humérus. — *b*. Radius. — *c*. Cubitus. — *d*. Olécrâne. — *e*. Condyle externe. — *f*. Insertion du ligament latéral externe au condyle externe de l'humérus. — *g*. Insertion du même ligament au ligament annulaire. — *h*. Insertion du même ligament au cubitus.

Fig. 3. La même articulation ouverte en avant, de manière à montrer le trajet de sa membrane synoviale.

a. Extrémité inférieure de l'humérus. — *b*. Cubitus. — *c*. Radius. — *d*. Petite tête de l'humérus. — *e*. Poulie articulaire de l'humérus. — *f*. Tête du radius. — *g*. Apophyse coronoïde du cubitus. — *h*. Portion du ligament antérieur de l'articulation. — *i*. Ligament latéral interne. — *j*. Ligament latéral externe. — *k*. Cul-de-sac de la synoviale qui se prolonge sous le ligament annulaire. — *l*. Prolongement de la synoviale entre le radius et la cavité sigmoïde du cubitus. — *m*. Ligament rond.

Fig. 4. Extrémité supérieure du cubitus avec le ligament annulaire de l'articulation cubito-radiale supérieure.

a. Cubitus. — *b*. Apophyse coronoïde. — *c*. Face antérieure de l'olécrâne. — *d*. Ligament annulaire.

Fig. 5. Les articulations radio-carpienne, carpienne et carpo-métacarpienne vues par leur face externe.

a. Extrémité inférieure du radius. — *b*. Cubitus. — *c*. Apophyse styloïde du radius. — *d*. Os pisiforme. — *e*. Apophyse de l'os crochu. — *f*. 1er métacarpien. — *g*. 2e métacarpien. — *h*. 3e métacarpien. — *i*. 5e métacarpien. — *j*. Ligament latéral externe de l'articulation du poignet. — *k*. Ligament dorsal de la même articulation. — *l*. Ligamens carpiens dorsaux. — *m*. Capsule fibreuse de la 1re articulation carpo-métacarpienne. — *n*. Ligament antérieur de l'articulation du poignet. — *o*. Ligament qui du pisiforme va à l'os crochu.

Fig. 6. — Mêmes articulations vues par leur face interne.

a. Extrémité inférieure du cubitus. — *b*. Extrémité du radius. — *c*. Apophyse styloïde du cubitus. — *d*. Os pisiforme. — *e*. Apophyse de l'os crochu. — *f*. Portion du 5e métacarpien. — *g*. Portion du 4e. — *h*. Portion du 3e. — *i*. Portion du 2e. — *j*. Portion du 1er. — *k*. Ligament latéral interne de l'articulation radio-carpienne. — *l*. Ligament antérieur de la même articulation. — *m*. Ligament qui va du pisiforme à l'os crochu. — *n*. Ligament qui s'étend du pisiforme à l'extrémité supérieure du 5e métacarpien. — *o*. Ligament latéral interne de l'articulation des deux rangées des os du carpe. — *p*. Ligamens carpiens dorsaux.

Fig. 7. L'articulation du poignet et la main avec ses ligamens, vues par leur face antérieure.

a. Extrémité inférieure du radius. — *b*. Extrémité inférieure du cubitus. — *c*. Apophyse styloïde du radius. — *d*. Apophyse styloïde du cubitus. — *e*. Os pisiforme. — *f*. Apophyse de l'os crochu. — *g*. Fibres ligamenteuses qui passent au-devant de l'articulation radio-cubitale inférieure. — *h*. Ligament latéral interne de l'articulation radio-carpienne. — *i*. Ligament latéral externe de la même articulation. — *j*. Ligament antérieur. — *k*. Ligamens palmaires des articulations des os du carpe de la 1re rangée. — *l*. Ligamens palmaires des articulations des os de la 2e rangée. — *m*. Ligament latéral externe de l'articulation des deux rangées des os du carpe. — *n*. Ligament qui du pisiforme s'étend à l'os crochu. — *o*. Ligament qui du même os s'étend à l'extrémité supérieure du 5e métacarpien. — *p*. Ligament capsulaire de l'articulation du 1er métacarpien. — *q. q*. Ligamens métacarpiens palmaires supérieurs. — *r*. Ligamens carpo-métacarpiens palmaires. — *s*. 1er métacarpien. — *t*. 2e métacarpien. — *u*. 3e métacarpien. — *v*. 4e métacarpien. — *x*. 5e métacarpien. — *y*. Ligamens latéraux d'une articulation métacarpo-phalangienne. — *z. z*. Ligament métacarpien palmaire inférieur, etc., etc., etc. — Ligamens latéraux d'une articulation phalangienne.

Fig. 8. Mêmes articulations vues par leur face postérieure.

a. Extrémité inférieure du radius. — *b*. Extrémité inférieure du cubitus. — *c*. Apophyse styloïde du radius. — *d*. Apophyse styloïde du cubitus. — *e*, Os pisiforme. — *f*. Saillie du trapèze. — *g*. Fibres ligamenteuses de l'articulation radio-cubitale inférieure. — *h*. Ligament postérieur de l'articulation radio-carpienne. — *i*. Ligament latéral interne de la même articulation. — *j*. Ligament latéral externe. — *k*. Ligament qui va du pisiforme au 5e métacarpien. — *l. l. l*. Ligamens dorsaux des articulations carpiennes. — *m. m. m*. Ligamens dorsaux des articulations carpo-métacarpiennes. — *n*. Ligamens dorsaux des articulations métacarpiennes supérieures. — *o*. Capsule de l'articulation du 1er métacarpien avec le trapèze. — *p*. 1er métacarpien. — *q*. 2e métacarpien. — *r*. 3e métacarpien. — *s*. 4e métacarpien. — *t*. 5e métacarpien. — *u*. Ligamens latéraux d'une articulation métacarpo-phalangienne. — *v*. Ligament métacarpien palmaire inférieur. — *x. x. x*. Synoviale de l'articulation. — *y. y. y. y*. Ligamens latéraux d'une articulation phalangienne. — *z. z. z*. Synoviale de cette articulation.

Fig. 9. Coupe du squelette d'un doigt, pour faire voir l'intérieur des articulations et le trajet de leur synoviale.

a. Extrémité inférieure du métacarpien. — *b. b*. Membrane synoviale de l'articulation métacarpo-phalangienne. — *c.* 1re phalange. — *d. d.* Synoviale de l'articulation de la 1re avec la 2e phalange. — *e.* 2e phalange. — *f. f.* Synoviale de l'articulation de la 2e avec la 3e phalange. — *g.* 3e phalange.

PLANCHE VI.

F. — *Articulations du membre inférieur.*

Fig. 1. Articulation coxo-fémorale droite, vue par sa face antérieure.

a. Os iliaque coupé horizontalement. — *b.* Éminence iléo-pectinée. — *c.* Section de la branche horizontale du pubis. — *d.* Tubérosité de l'ischion et sa branche montante. — *e.* Portion du trou sous-pubien. — *f.* Grand trochanter. — *g.* Petit trochanter. — *h.* Portion du corps du fémur. — *i. i.* Ligament capsulaire. — *j.* Épine iliaque, antérieure et inférieure. — *k.* Ouverture par laquelle les vaisseaux pénètrent dans l'articulation. — *l. l.* Insertion inférieure du ligament capsulaire sur la ligne oblique qui va du grand au petit trochanter.

Fig. 2. — Coupe verticale de la même articulation.

Les huit premières lettres indiquent les mêmes objets que dans la planche précédente. — — *i. i.* Ligament capsulaire. Son insertion au pourtour de la cavité cotyloïde en haut et à la base du grand trochanter en bas. — *j.* Tissu spongieux du col du fémur et du grand trochanter. — *k.* Tissu spongieux de l'os iliaque. — *l.* Ligament inter-articulaire. — *m. m.* Cartilage d'incrustation de la cavité cotyloïde et du bourrelet cotyloïdien. — *n. n.* Cartilage d'incrustation de la tête du fémur. — *o.* Cavité synoviale de l'articulation.

Fig. 3. Articulations fémoro-tibiale et péronéo-tibiale du côté gauche, vues par leur face antérieure.

a. Portion du tendon du triceps crural. — *b.* Face antérieure de la rotule. — *c.* Ligament rotulien inférieur. — *d.* Portion du corps du tibia. — *e.* Portion du corps du fémur. — *f.* Condyle interne du fémur. — *g.* Condyle externe du même os. — *h.* Tubérosité interne du tibia. — *i.* Tubérosité externe du même os. Ces quatre éminences sont recouvertes par la synoviale de l'articulation. — *j.* Extrémité supérieure du péroné. — *k.* Ligament latéral externe de l'articulation du genou. — *l.* Ligament antérieur de l'articulation péronéo-tibiale supérieure. — *m.* Portion du ligament latéral interne du genou.

Fig. 4. Mêmes articulations vues par leur face postérieure.

a. Portion du corps du fémur. — *b.* Condyle interne de cet os. — *c.* Condyle externe : ils sont l'un et l'autre revêtus par la membrane synoviale. — *e.* Extrémité supérieure du péroné. — *d.* Extrémité supérieure du tibia. — *f.* Portion du tendon inférieur du muscle demi-membraneux. — *g. g.* Ligament postérieur de l'articulation du genou : ses fibres se croisent. — *h.* Ligament latéral externe de l'articulation fémoro-tibiale. — *i.* Ligament postérieur de l'articulation péronéo-tibiale supérieure.

Fig. 5. Articulation fémoro-tibiale vue par sa face interne.

a. Extrémité inférieure du fémur. — *b.* Tendon du triceps fémoral. — *c.* Rotule. — *d.* Ligament rotulien. — *e. e. e.* Ligament latéral interne. — *f.* Petite poche synoviale cachée derrière le ligament rotulien. — *g.* Capsule synoviale de l'articulation. — *h.* Cul-de-sac qu'elle forme en haut, sous le triceps crural. — *i.* Extrémité supérieure du tibia. — *j.* Extrémité supérieure du péroné.

Fig. 6. Même articulation vue par sa face interne.

Les lettres *a. b. c. d. e. f. g. h. i. j.* indiquent les mêmes objets que dans la figure précédente. — *c. e.* Ligament latéral externe de l'articulation du genou. — *k.* Tendon du muscle poplité. — *l. l.* Membrane synoviale de l'articulation recouvrant le condyle externe du fémur et la tubérosité correspondante du tibia. — *m.* Ligament péronéo-tibial antérieur.

Fig. 7. Articulation fémoro-tibiale gauche, ouverte en avant : le fémur est fléchi en arrière ; le ligament rotulien est renversé en bas, et la capsule est enlevée de manière à montrer l'intérieur de l'articulation.

a. Condyle interne du fémur. — *b.* Condyle externe. — *c.* Dépression médiane qui sépare les deux condyles. — *d.* Tubérosité interne du tibia. — *e.* Tubérosité externe du même os. — *f.* Extrémité supérieure du péroné. — *g.* Face postérieure du ligament rotulien renversé. — *h.* Cavité synoviale placée entre ce ligament et le tibia. — *i.* Ligament croisé antérieur. — *j.* Ligament croisé postérieur. — *k.* Fibro-cartilage semi-lunaire interne. — *l.* Fibro-cartilage semi-lunaire externe.

Fig. 8. Surface articulaire supérieure du tibia, garnie de ses fibro-cartilages semi-lunaires et de ses ligamens.

a. Face antérieure du tibia. — *b.* Face postérieure du même os. — *c.* Tête du péroné, avec une portion du ligament latéral externe de l'articulation. — *d.* Ligament croisé antérieur. — *e.* Ligament croisé postérieur. — *f. f. f.* Fibro-cartilage semi-lunaire interne. — *g. g. g.* Fibro-cartilage semi-lunaire externe. — *h. h.* Face supérieure du tibia, encroûtée de cartilage et vue par l'échancrure des fibro-cartilages sous-lunaires.

Fig. 9. Articulation fémoro-tibiale coupée verticalement, de manière à montrer les rapports de ses parties intérieures.

a. Extrémité inférieure du fémur. — *b.* Extrémité supérieure du tibia. — *c.* Coupe de la rotule. — *d.* Tendon du triceps. — *e.* Ligament rotulien. — *f.* Ligament croisé antérieur. — *g.* Cavité de la membrane synoviale. — *h.* Ligament adipeux. — *i.* Condyle externe du fémur. — *j.* Capsule synoviale placée entre le tibia et le ligament rotulien. — *k. k.* Fibro-cartilage semi-lunaire externe. — *l.* Ligament postérieur de l'articulation. — *m.* Péroné.

PLANCHE VII.

Fig. 1. Articulations péronéo-tibiale supérieure et inférieure, tibio-tarsienne et calcanéo-astragalienne, vues par leur face antérieure.

a. Extrémité supérieure du tibia. — *b.* Extrémité supérieure du péroné. — *c.* Tubercule d'implantation du ligament rotulien inférieur. — *d.* Articulation péronéo-tibiale supérieure. — *e.* Corps du tibia. — *f.* Corps du péroné. — *g. g.* Ligament inter-osseux. — *h.* Ouverture de l'extrémité supérieure de ce ligament. — *i.* Malléole interne. — *j.* Malléole externe. — *k.* Ligament antérieur de l'articulation péronéo-tibiale inférieure. — *l.* Ligament tibio-tarsien antérieur. — *m.* Ligament péronéo-tarsien. — *n.* Portion du ligament latéral externe de l'articulation tibio-tarsienne. — *o.* Ligament inter-osseux de l'articulation calcanéo-astragalienne. — *p.* Tête de l'astragale. — *q.* Scaphoïde. — *r.* Face antérieure du calcanéum. — *s.* Ligament calcanéo-scaphoïdien externe. — T. Portion du ligament calcanéo-scaphoïdien inférieur.

Fig. 2. Articulations péronéo-tibiale inférieure, tibio-tarsienne et calcanéo-astragalienne, vues par leur face postérieure.

a. Extrémité inférieure du tibia. — *b.* Extrémité inférieure du péroné. — *c.* Portion du ligament inter-osseux. — *d.* Malléole interne. — *e.* Malléole externe. — *f.* Astragale. — *g.* Calcanéum. — *h.* Ligament postérieur de l'articulation péronéo-tibiale inférieure. — *i.* Ligament postérieur transverse de l'articulation tibio-tarsienne. — *j.* Ligament latéral interne. — *k.* Ligament postérieur et inférieur de l'articulation tibio-tarsienne. — *l.* Ligament latéral externe de la même articulation. —*m.* Ligament postérieur de l'articulation calcanéo-astragalienne.

Fig. 3. Mêmes articulations vues par leur face interne.

a. Tibia. — *b.* Péroné. — *c.* Malléole interne. — *d.* Tête de l'astragale. — *e.* Calcanéum. — *f.* Scaphoïde renversé en avant. — *g.* Ligament latéral interne de l'articulation tibio-tarsienne. — *h.* Ligament tibio-tarsien antérieur. — *i.* Ligament postérieur de l'articulation calcanéo-astragalienne. — *j.* Ligament calcanéo-scaphoïdien inférieur.

Fig. 4. Mêmes articulations vues par leur face externe.

a. Tibia. — *b.* Péroné. — *c.* Malléole externe. — *d.* Calcanéum. — *e.* Astragale. — *f.* Scaphoïde. — *g.* Ligament antérieur de l'articulation péronéo-tibiale inférieure. — *h.* Ligament latéral externe de l'articulation tibio-tarsienne. — *i.* Ligament postérieur de l'articulation calcanéo-astragalienne. — *j.* Ligament péronéo-tarsien antérieur. — *k.* Synoviale de l'articulation (on a enlevé le ligament tibio-tarsien antérieur). — *l.* Ligament inter-osseux de l'articulation calcanéo-astragalienne. — *m.* Face antérieure du calcanéum.

Fig. 5. Les articulations précédentes sciées verticalement avec les os qui les forment.

a. Moitié de l'extrémité inférieure du tibia. — *b.* Moitié de l'extrémité inférieure du péroné. — *c.* Ligament inter-osseux. — *d.* Ligament inter-osseux de l'articulation péronéo-tibiale inférieure. — *e.* Malléole interne. — *f.* Malléole externe. — *g.* Portion du ligament latéral externe. — *h.* Ligament latéral interne. — *i.* Coupe de l'astragale. — *j.* Coupe du calcanéum. — *k. k.* Ligament inter-osseux de l'articulation astragalo-calcanienne. — *l. l. l.* Membrane synoviale de l'articulation tibio-tarsienne avec ses culs-de-sac.

Fig. 6. Articulations des os du tarse vues par leur face supérieure (on a enlevé l'astragale pour montrer les ligamens inter-osseux et calcanéo-scaphoïdien inférieur et externe).

a. Apophyse du calcanéum. — *b.* Grande surface articulaire du même os. — *c.* Petite surface articulaire. — *d.* Surface articulaire du scaphoïde. — *e.* Cuboïde. — *f. f.* Ligament inter-osseux qui unit le calcanéum à l'astragale. — *g. g.* Ligament calcanéo-scaphoïdien inférieur. — *h.* Ligament calcanéo-cuboïdien supérieur. — *i.* Ligament calcanéo-scaphoïdien externe. — *j.* Ligament scaphoïdo-cuboïdien dorsal. — *k.* Face externe et tubérosité du scaphoïde. — *l.* Premier cunéiforme. — *m.* Deuxième cunéiforme. — *n.* Troisième cunéiforme. — *o. o. o.* Les trois ligamens cunéo-scaphoïdiens dorsaux. — *p.* Ligament cunéo-cuboïdien dorsal. — *q. q.* Ligamens cunéens.

Fig. 7. Le pied droit avec ses ligamens, vu par sa face supérieure.

a. Face postérieure du calcanéum. — *b.* Partie articulaire de l'astragale. — *c.* Ligament postérieur de l'articulation calcanéo-astragalienne. — *d.* Ligament astragalo-scaphoïdien. — *e.* Tubérosité du scaphoïde. — *f.* Cuboïde. — *g.* Ligament calcanéo-cuboïdien supérieur. — *h.* Ligament inter-osseux de l'articulation calcanéo-astragalienne. — *i.* Premier cunéiforme. — *j.* Deuxième cunéiforme. — *k.* Troisième cunéiforme. — *l. m. n.* Les trois ligamens cunéo-scaphoïdiens dorsaux. — *o.* Ligament scaphoïdo-cuboïdien dorsal. — *p.* Ligament cunéo-cuboïdien dorsal. — *q. q.* Les deux ligamens cunéens transverses dorsaux. — *r.* Ligament dorsal de la troisième articulation tarso-métatarsienne. — *s.* Ligamens dorsaux des quatrième et cinquième articulations tarso-métatarsiennes. — *t. t. t.* Trois ligamens dorsaux fournis au deuxième os du métatarse par les trois cunéiformes. — *u.* Ligament dorsal de la première articulation tarso-métatarsienne. — *v. v. v. v.* Ligamens métatarsiens transverses supérieurs. — *x. x.* Ligamens latéraux interne et externe d'une articulation métatarso-phalangienne. — *y. y. y.* Ligament métatarsien transverse inférieur. — *z. z.* Ligamens latéraux interne et externe des articulations phalangiennes, etc., etc. — Synoviale.

Fig. 8. Le pied droit avec ses ligamens, vu par sa face inférieure.

a. Face inférieure du calcanéum. — *b. b.* Faisceau superficiel du ligament calcanéo-cuboïdien inférieur. — *c. c.* Faisceau profond du même ligament. — *d.* Tubérosité du scaphoïde. — *e.* Ligament calcanéo-scaphoïdien inférieur. — *f.* Ligament scaphoïdo-cuboïdien plantaire. — *g.* Face inférieure du cuboïde. — *h.* Premier cunéiforme. — *i. i. i.* Les trois ligamens cunéo-scaphoïdiens plantaires. — *j. j.* Ligament cunéo-cuboïdien plantaire. — *k.* Ligament cunéen transverse plantaire. — *l.* Ligament qui du premier cunéiforme va à l'extrémité postérieure des second et troisième métatarsien. — *m.* Ligament plantaire qui des second et troisième cunéiformes va aux second et troisième métatarsiens. — *n.* Ligament plantaire qui unit le cuboïde aux deux derniers os du métatarse. — *o. o. o.* Ligamens métatarsiens, transverse supérieur. — *p.* Ligament plantaire de la première articulation tarso-métatarsienne. — *q. q. q.* Ligament métatarsien transverse inférieur. — *r. s.* Ligament latéral interne et latéral externe de l'articulation métatarso-phalangienne du gros orteil. — *t. u.* Ligament latéral externe et latéral interne de l'articulation phalangienne du même orteil, etc., etc. — Synoviale de cette articulation.

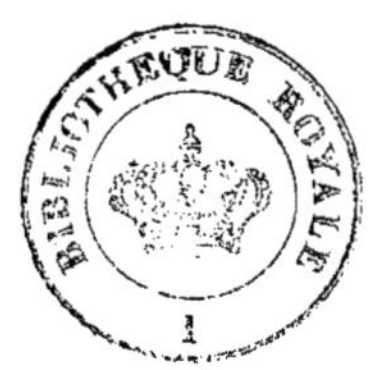

6

CORBEIL. — IMPRIMERIE DE CRÉTÉ.

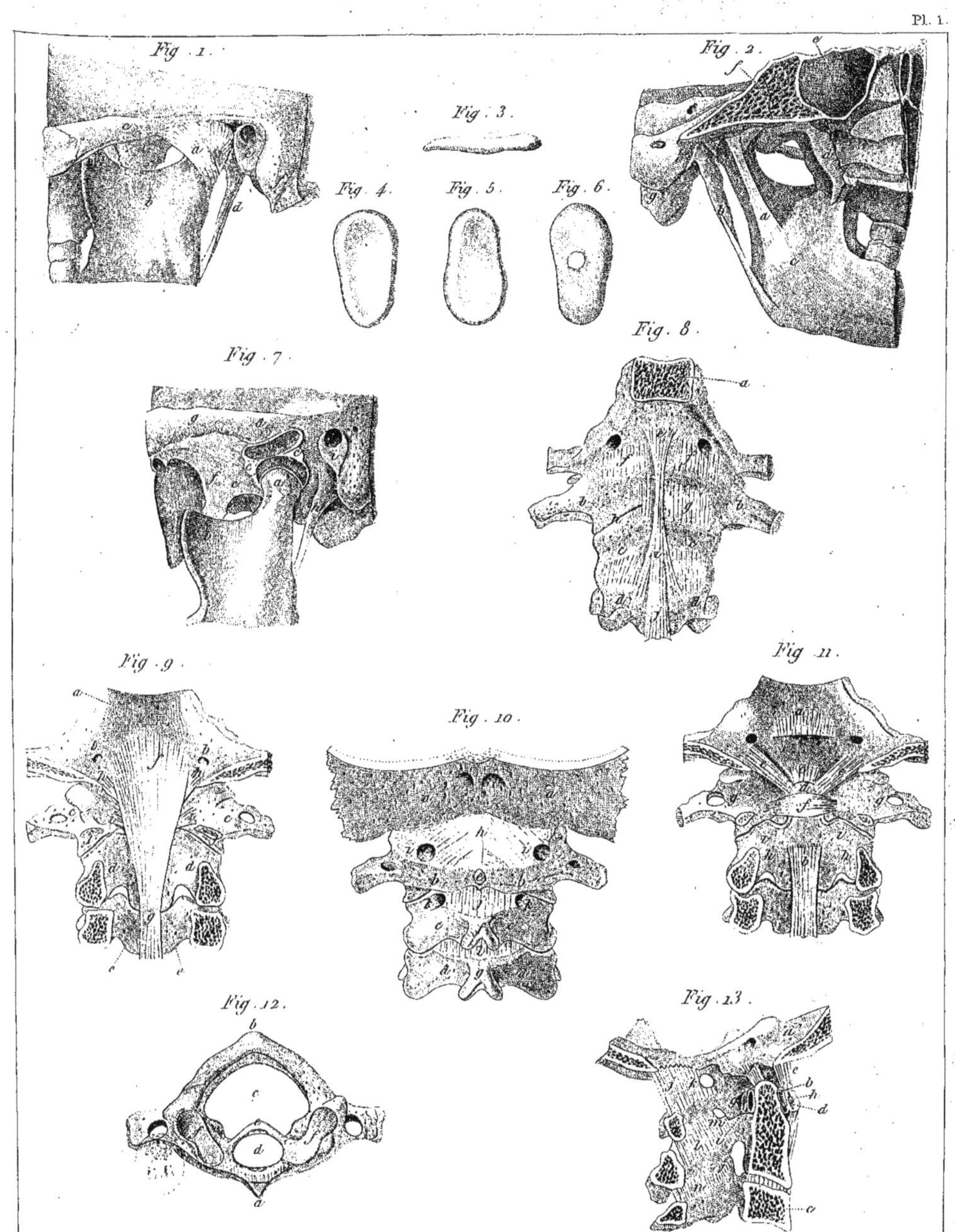

N. Rémond imp.

SYNDESMOLOGIE.

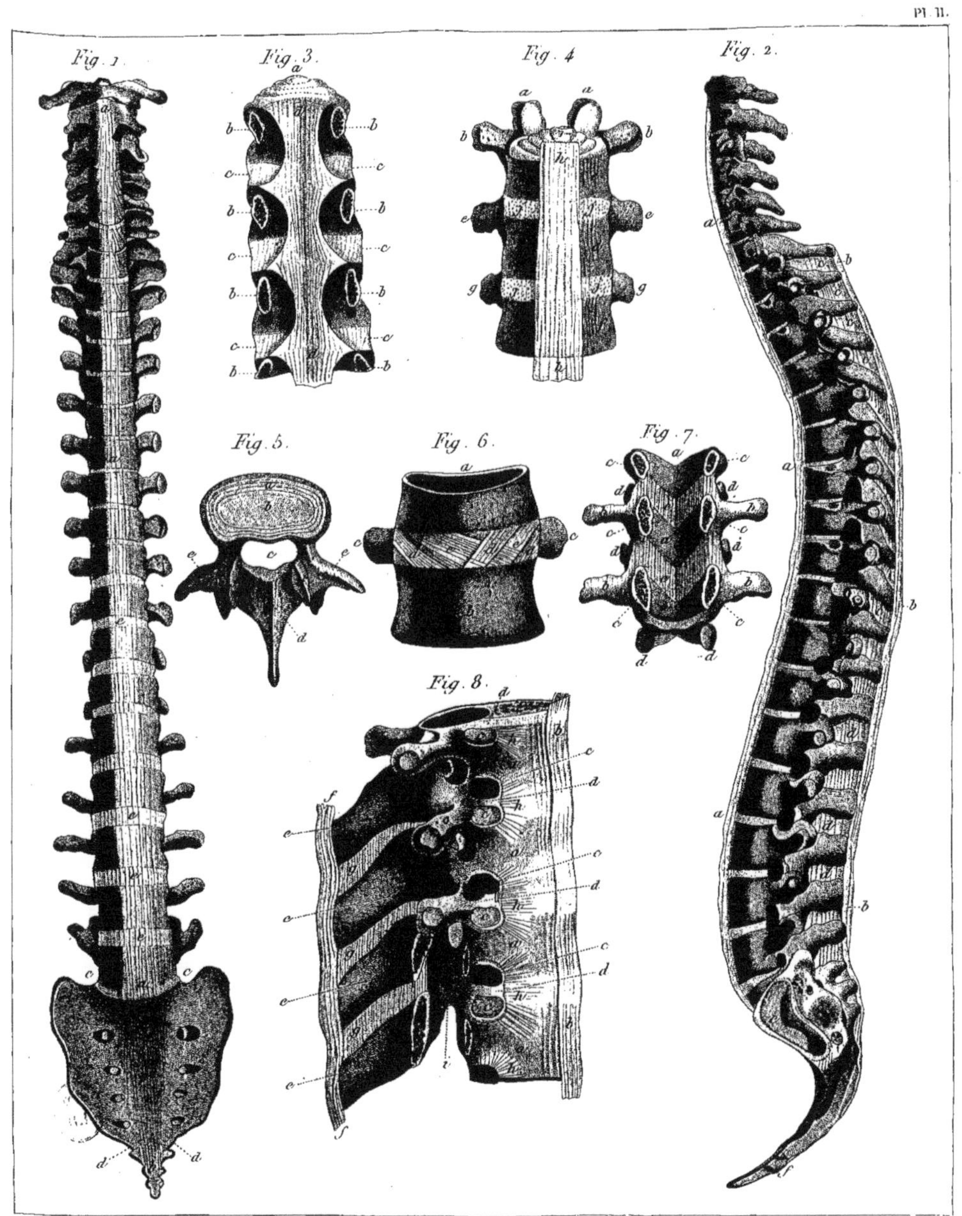

N. Rémond imp.

SYNDESMOLOGIE.

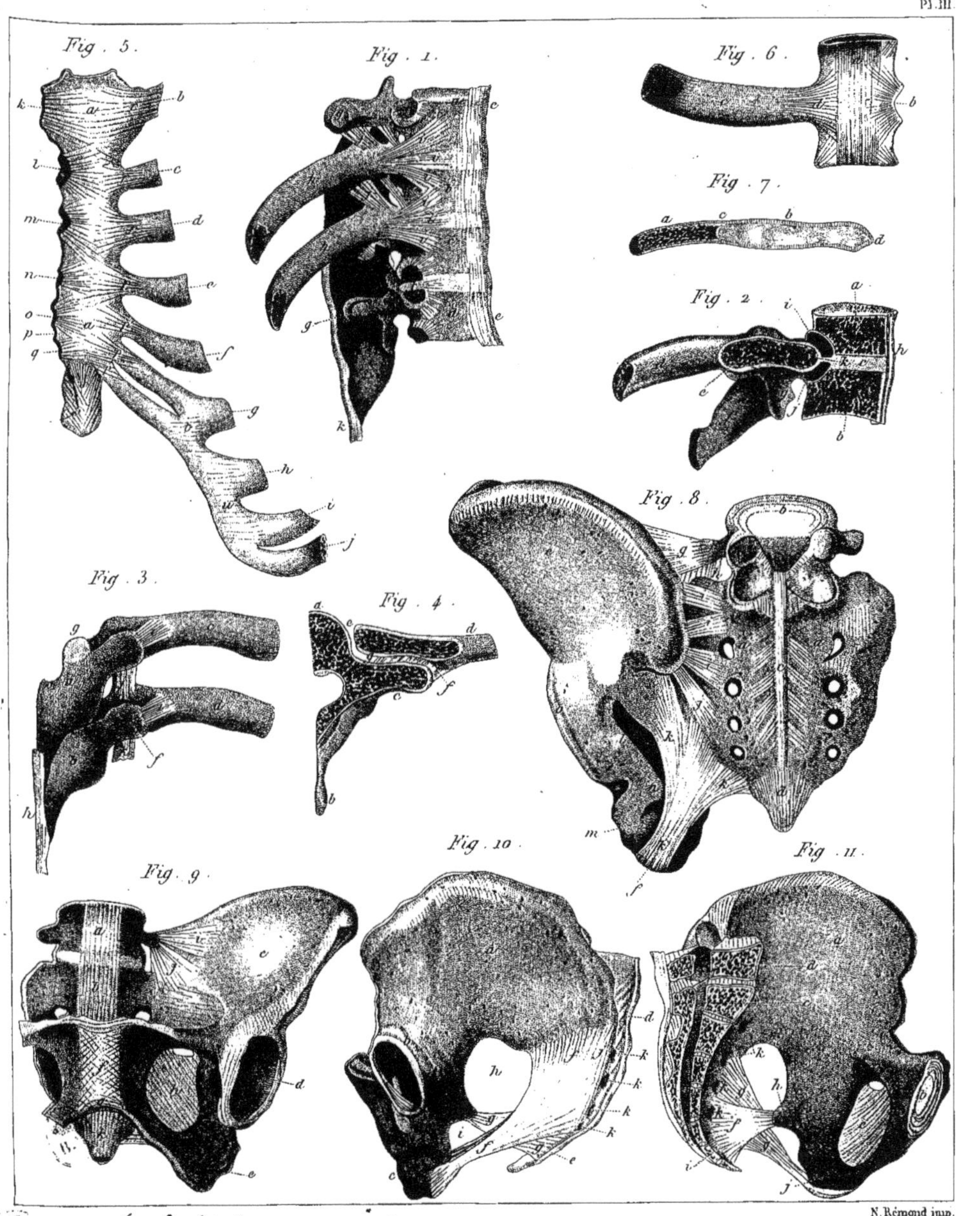

N. Rémond imp.

SYNDESMOLOGIE.

Certifié véritable
Paris le 28 juin 1841
Fortin Masson et Cie

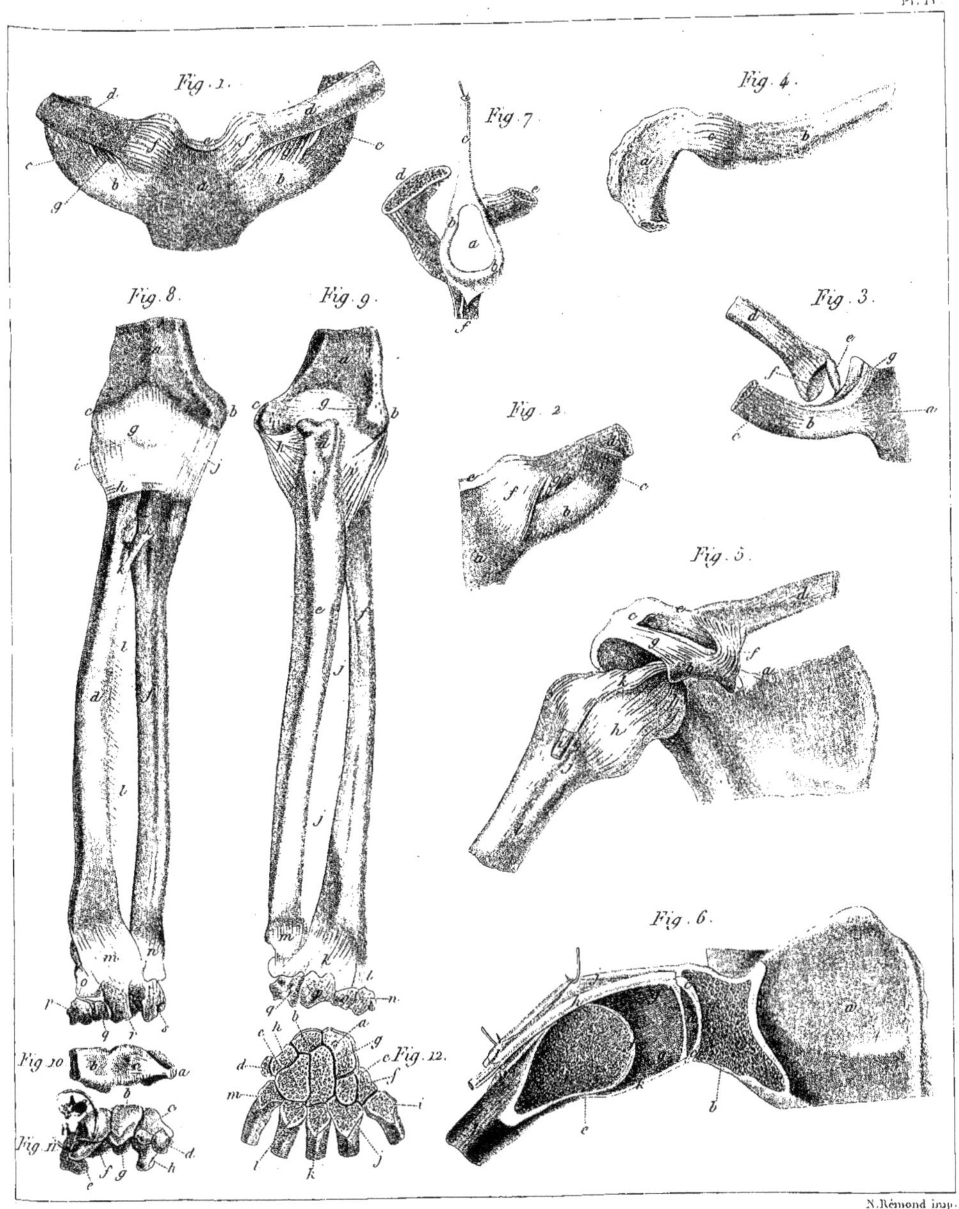

N. Rémond imp.

SYNDESMOLOGIE.

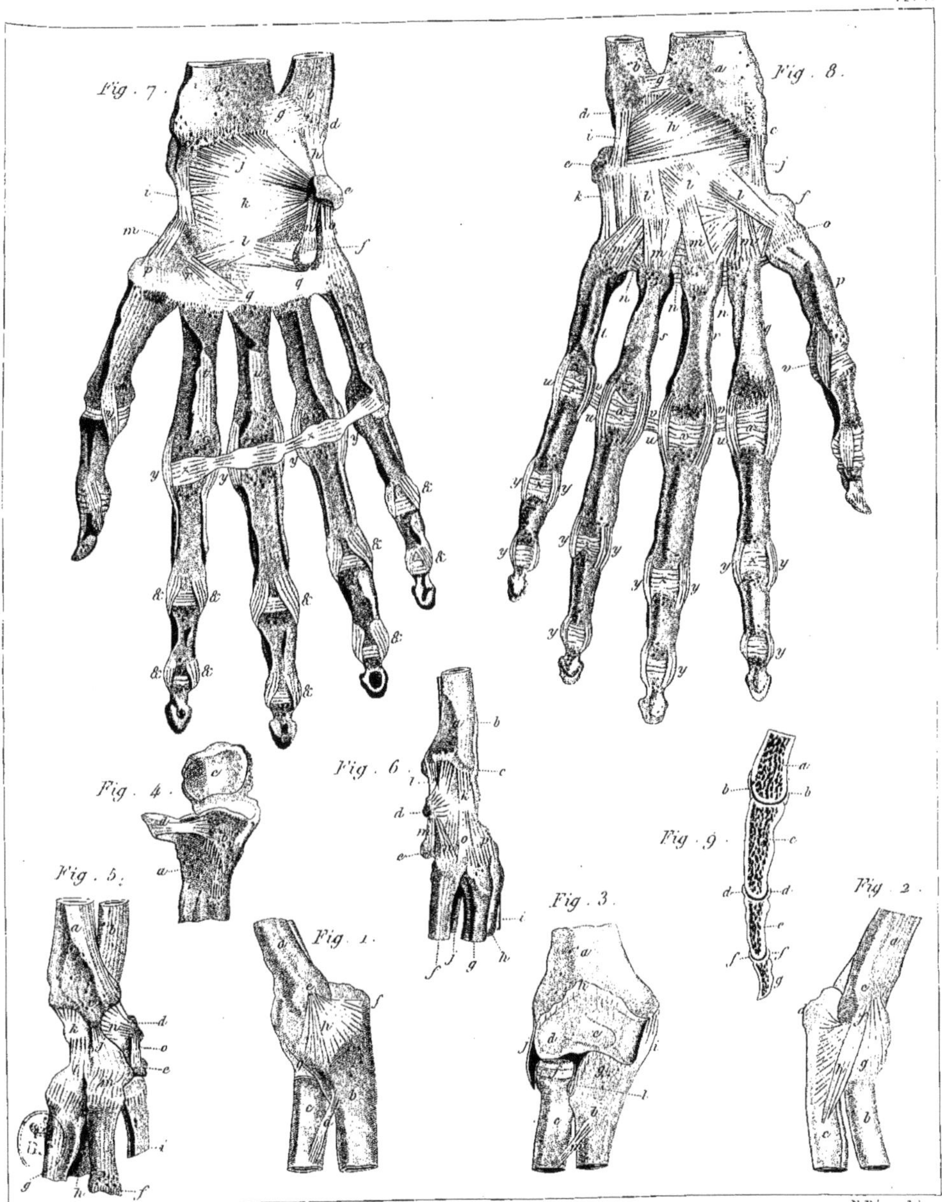

N. Rémond imp.

SYNDESMOLOGIE.

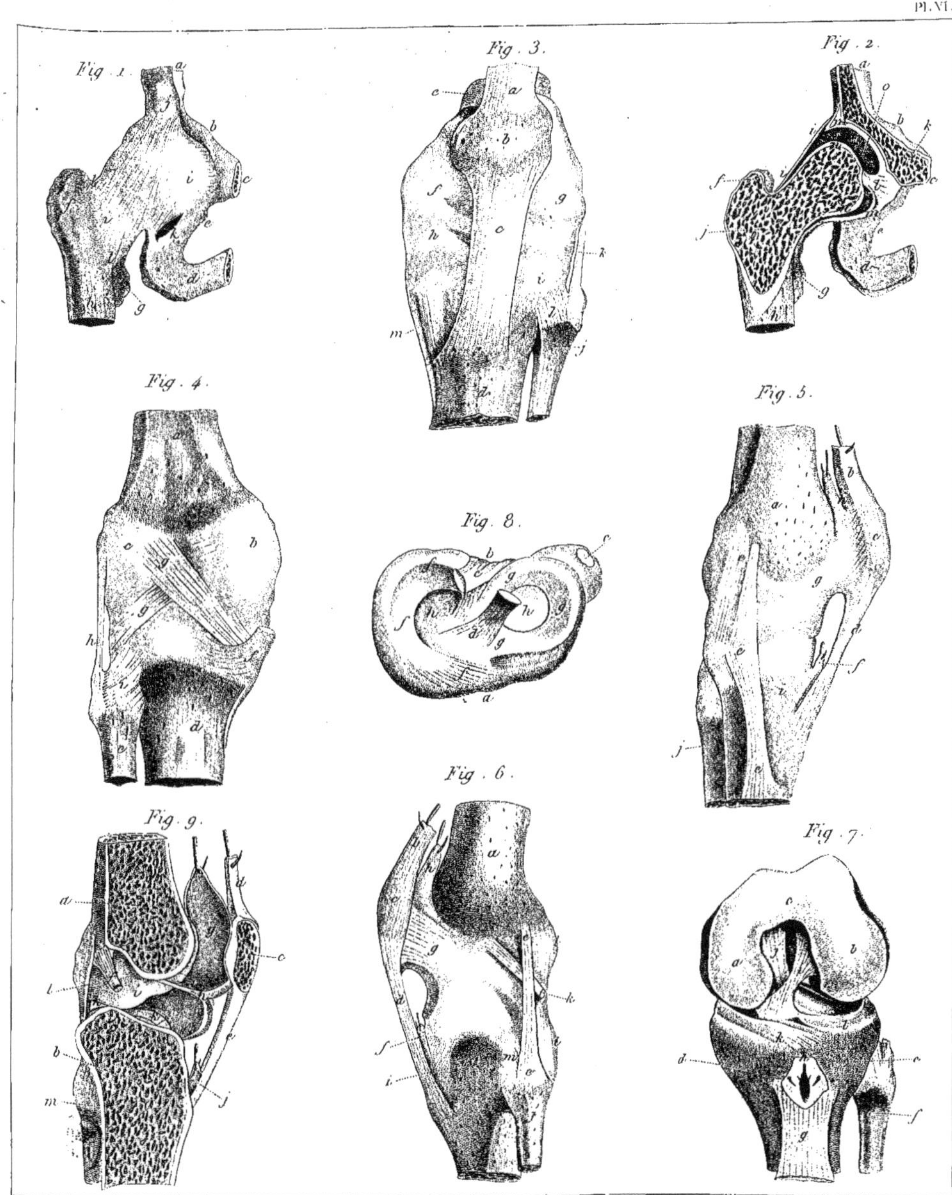

N. Rémond imp.

SYNDESMOLOGIE.

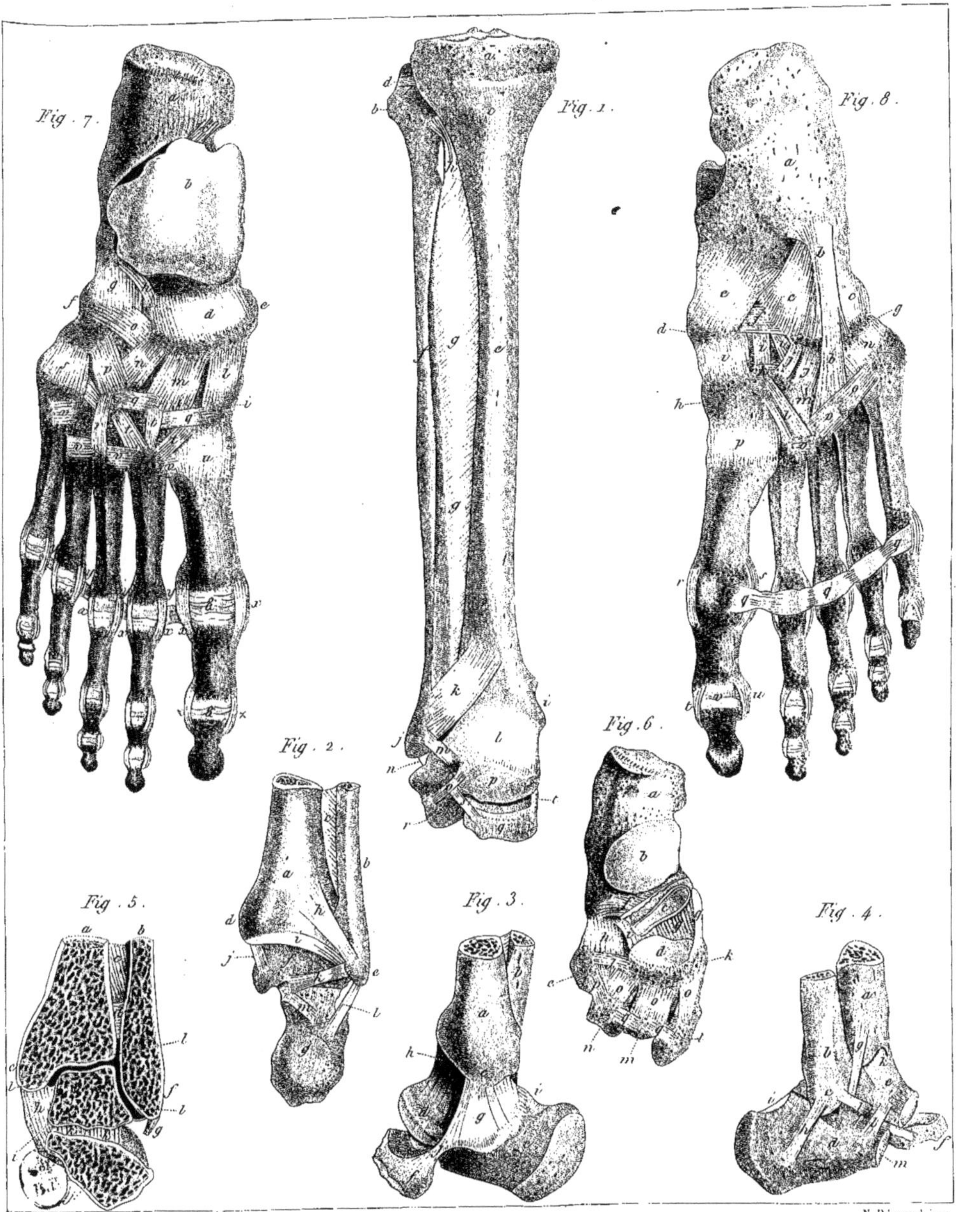

N. Rémond imp.

SYNDESMOLOGIE.

BIBLIOTHEQUE NATIONALE DE FRANCE
3 7531 01150201 1

www.ingramcontent.com/pod-product-compliance
Ingram Content Group UK Ltd.
Pitfield, Milton Keynes, MK11 3LW, UK
UKHW012123240726
13965UKWH00005B/1944

9 782013 480819